# Dieta Chetogenica Ricettario

Ricette Facili e Veloci a Basso Contenuto di Carboidrati Per Bruciare Velocemente i Grassi, Bilanciare gli Ormoni, Aumentare la Tua Funzione Cerebrale e Vivere Una Vita Più Sana

## Anna Maria Amerio

# TABLE OF CONTANTS

# PRIMA COLAZIONE

## 1. Peperoni ripieni di tacchino Keto

Tempo di preparazione: 15 minuti

Tempo di cottura: 6 ore

Porzioni: 7

**Ingredienti:**

- 1 cucchiaio olio d'oliva
- 500 g tacchino macinato
- 1 spicchio aglio
- 1 cipolla
- 4 peperoni verdi
- Salsa di pomodoro / salsa per pasta (a basso contenuto di carboidrati) 680g vaso
- ½ tazza acqua

**Indicazioni:**

1. Sbucciare e tagliare la cipolla piccola, pelare l'aglio e schiacciarlo o tritarlo.
2. Lavare i peperoni, tagliare le cime e pulirli accuratamente.
3. Prendere una ciotola media, mettere il tacchino macinato, tagliare la cipolla, l'aglio schiacciato o tritato e aggiungere il sugo per la pasta.

4. Separare il composto in quattro parti uguali e posizionare gli impasti nei peperoni puliti preparati.

5. Spalmare l'olio d'oliva sul fondo della pentola a cottura lenta, poi ai lati mettere i peperoni all'interno e guarnirli con la salsa.

6. Aggiungere un po' d'acqua nella pentola a cottura lenta, cuocere a fuoco basso per 6-7 ore.

7. Servire con la salsa rimanente e gustare.

**Nutrizione:** Calorie: 187 Carboidrati: 1,9 g Proteine: 48 g Grassi: 21 g Zucchero: 3 g Sodio: 99 mg Fibre: 13 g

## 2. Muffin con pancetta

Tempo di preparazione: 15 minuti

Tempo di cottura: 2 ore

Porzioni: 6

**Ingredienti:**

- 3 cucchiai farina di mandorle
- ½ cucchiaio farina di cocco
- 1 cucchiaio di burro
- 1 uovo grande
- 1 pizzico sale marino
- ½ cucchiaino bicarbonato di sodio
- sale

**Indicazioni:**

1. Prendere una padella di medie dimensioni e sciogliere il burro. Di solito ci vogliono 20-30 secondi.
2. Versare la farina di cocco e mandorle, l'uovo, il sale nel burro fuso e mescolare bene.
3. Rimuovere la padella dal fuoco e aggiungere il bicarbonato di sodio.
4. Rivestire la pentola a cottura lenta con uno spray da cucina. Versare il composto. Mettere a fuoco basso per 2 ore. Controllare con una forchetta.

5. Rimuovere il muffin cotto dalla pentola a cottura lenta e mangiare con fette di pancetta, formaggio o altri alimenti base per la colazione.

**Nutrizione:** Calorie: 321 Carboidrati: 5 g Proteine: 23 g Grassi: 13,9 g Zucchero: 2,4 g Sodio: 67 mg Fibre: 11

# 3. Cavolfiore con pomodoro e formaggio di capra

Tempo di preparazione: 15 minuti

Tempo di cottura: 3 ore

Porzioni: 12

**Ingredienti:**

- Cimette di cavolfiore 6 tazze
- Olio d'oliva 4 cucchiaini
- Origano essiccato 1 cucchiaino
- Sale ½ cucchiaino
- Pepe macinato ½ cucchiaino
- Formaggio di capra sbriciolato 50g
- Per la salsa:
- 1 cucchiaino di olio d'oliva
- 3 spicchi d'aglio
- Pomodori schiacciati 1 lattina (790g)
- Foglie di alloro 2 pz
- Sale ¼ cucchiaino
- Prezzemolo a foglia piatta tritato ¼ di tazza

**Indicazioni:**

1. Ungere la pentola a cottura lenta con uno spray da cucina, mettere il cavolfiore sul fondo e aggiungere olio d'oliva, origano e pepe. Se si desidera aggiungere il sale.

2. Cuocere a fuoco basso entro 2 ore finché i fiori di cavolfiore non diventano teneri e leggermente marroni.

3. Per fare la salsa: prendere una padella di media grandezza, scaldare l'olio d'oliva, aggiungere l'aglio e cuocere 1 minuto, mescolando sempre bene.

4. Aggiungere i pomodori schiacciati e le foglie di alloro; lasciare cuocere a fuoco lento per qualche minuto. Eliminare le foglie di alloro e condire con pepe e sale.

5. Una volta trascorso il tempo, versare la salsa sulle cimette di cavolfiore nella pentola a cottura lenta.

6. Distribuire il formaggio di capra sulla pirofila, coprire la pentola a cottura lenta e continuare la cottura per 1 ora a fuoco basso. Servire caldo!

**Nutrizione:** Calorie: 328 Carboidrati: 3,5 g Proteine: 23 g Grassi: 11 g Zucchero: 5 g Sodio: 100 mg Fibre: 13 g

# 4. Colazione con uova greche

Tempo di preparazione: 15 minuti

Tempo di cottura: 6 ore

Porzioni: 9

**Ingredienti:**

- 12 uova sbattute
- Latte ½ tazza
- Sale ½ cucchiaino
- Pepe nero 1 cucchiaino
- Cipolla rossa 1 cucchiaio
- Aglio 1 cucchiaino
- Pomodori essiccati al sole ½ tazza
- 2 tazze di spinaci
- Formaggio feta ½ tazza schiacciata
- Pepe a piacere

**Indicazioni:**

1. Sbattere le uova in una ciotola.
2. Aggiungere al composto latte, pepe, sale e mescolare per amalgamare. Aggiungere la cipolla e l'aglio tritati.
3. Aggiungere i pomodori secchi e gli spinaci. Versare tutta la pastella nella pentola a cottura lenta, aggiungere il formaggio feta. Impostare per cuocere a bassa temperatura per 5-6 ore. Servire.

**Nutrizione:** Calorie: 365 Carboidrati: 1,9 g Proteine: 23 g Grassi: 34 g Zucchero: 3,4 g Sodio: 32 mg Fibre: 11

# 5. Colazione turca con uova

Tempo di preparazione: 15 minuti

Tempo di cottura: 4 ore

Porzioni: 9

**Ingredienti:**

- 1 cucchiaio olio d'oliva
- 2 cipolle tritare
- 1 peperone rosso a fette
- 1 peperoncino rosso piccolo
- 8 pomodorini
- 8 pomodorini
- 1 fetta pane keto
- 4 uova
- 2 cucchiai latte
- 1 mazzetto di prezzemolo tritato
- 4 cucchiai yogurt naturale
- pepe a piacere

**Indicazioni:**

1. Ungere la pentola a cottura lenta con olio.
2. Scaldare l'olio, aggiungere le cipolle, il pepe e il peperoncino in un'ampia padella, quindi mescolare. Cuocere fino a quando le verdure non iniziano ad ammorbidirsi.

3. Trasferire nella pentola a cottura lenta, quindi aggiungere i pomodorini e il pane, mescolare bene il tutto.

4. Cuocere a fuoco basso per 4 ore. Condire con prezzemolo fresco e yogurt.

**Nutrizione:** Calorie: 123 Carboidrati: 3,5 g Proteine: 32 g Grassi: 19 g Zucchero: 3,4 g Sodio: 100 mg Fibre: 13 g

# 6. Cavoletti di Bruxelles in salsa cremosa

Tempo di preparazione: 15 minuti

Tempo di cottura: 3 ore

Porzioni: 6

**Ingredienti:**

- 1 cucchiaio di burro non salato
- 1,1kg di cavoletti di Bruxelles mondati e tagliati a metà
- ¾ tazza di parmigiano grattugiato
- 2 cucchiai di panna
- ⅛ cucchiaino di noce moscata grattugiata fresca
- 4 spicchi d'aglio affettati sottilmente
- 100g di crema di formaggio a cubetti
- ½ cucchiaino di sale kosher
- ¼ cucchiaino di pepe nero macinato

**Indicazioni:**

1. Rivestire l'inserto di una pentola a cottura lenta Crock Pot da 4 a 6 quarti con il burro. Aggiungere l'aglio, la crema di formaggio, i cavoletti di Bruxelles, il pepe e il sale.

2. Mescolare per amalgamare molto bene. Coprire e cuocere a fuoco basso, circa 2 o 3 ore.

3. Spegnere la pentola a cottura lenta. Mescolare la panna, il parmigiano e la noce moscata fino a quando i formaggi non si scongelano e i cavoletti di Bruxelles sono ricoperti da una salsa

cremosa. Assaggiare, condire con altro pepe se necessario. Servire.

**Nutrizione:** Calorie: 356 Carboidrati: 1,0 g Proteine: 23 g Grassi: 34 g Zucchero: 3,4 g Sodio: 56 mg Fibre: 9

# 7. Pancake ai mirtilli

Tempo di preparazione: 15 minuti

Tempo di cottura: 40 minuti

Porzioni: 8

**Ingredienti:**

- 1½ tazze di latte
- 2 uova grandi
- 1 cucchiaino di vaniglia
- 2 tazze di farina per tutti gli usi
- 2½ cucchiaino di lievito in polvere
- 2 cucchiai di zucchero bianco
- ¼ tazza di mirtilli freschi

**Indicazioni:**

1. Mescolare le uova, la vaniglia e il latte in una piccola ciotola. Mescolare la farina, lo zucchero e il lievito insieme in una grande ciotola fino a quando non sono ben amalgamati.
2. Aggiungere gli ingredienti per fissare umidi sul composto asciutto e mescolare fino a quando non si amalgamano.
3. Versare la pastella nella pentola a cottura lenta. Aggiungere i mirtilli.
4. Impostare il timer a 40 minuti.
5. Controllare per confermare se il pancake è cotto premendo la parte superiore. Servire e gustare con sciroppo, frutta o panna montata.

**Nutrizione:** Calorie: 453 Carboidrati: 2 g Proteine: 56 g Grassi: 76 g Zucchero: 3 g Sodio: 65 mg Fibre: 11

# PRANZO

## 8. <u>Stufato di broccoli</u>

Tempo di preparazione: 15 minuti

Tempo di cottura: 6 ore

Porzioni: 3

**Ingredienti:**

- 200g broccoli tritati
- 1 tazza di spinaci
- ¾ tazza di latte di mandorle non zuccherato
- 50g cavolo cappuccio bianco sminuzzato
- 1 cucchiaio di burro
- 1 cucchiaino di sale
- 1 cucchiaino di pepe bianco
- 2 tazze d'acqua

**Indicazioni:**

1. Tritare gli spinaci e metterli nella pentola a cottura lenta.
2. Aggiungere i broccoli tritati, il latte di mandorle, il cavolo tritato, il burro, il sale, l'acqua e il pepe bianco.
3. Mescolare gli ingredienti e chiudere il coperchio.
4. Cuocere lo spezzatino per 6 ore su LOW.
5. Mescolare delicatamente lo stufato e trasferirlo nelle ciotole.
6. Buon divertimento!

**Nutrizione:** Calorie 200 Grassi 18,4 Fibre 3,7 Carboidrati 5 Proteine 3,6

# 9. Fette di finocchio speziato

Tempo di preparazione: 15 minuti

Tempo di cottura: 2 ore

Porzioni: 5

**Ingredienti:**

- 500g bulbo di finocchio
- 1 cucchiaino di cumino
- 1 cucchiaino di timo
- 1 cucchiaino di sale
- 50g burro
- 1 cucchiaio di olio d'oliva

**Indicazioni:**

1. Mescolare il cumino, il timo, il sale e l'olio d'oliva.
2. Affettare il bulbo di finocchio e cospargere con la miscela di spezie.
3. Mettere i finocchi nella pentola a cottura lenta e aggiungere il burro.
4. Chiudere il coperchio e cuocere per 2 ore a fiamma alta.
5. Servire il pasto caldo!

**Nutrizione:** Calorie 95 Grassi 7.7 Fibre 2.9 Carboidrati 3.9 Proteine 1.3

# 10. Stufato di gombo

Tempo di preparazione: 15 minuti

Tempo di cottura: 5 ore

Porzioni: 4

**Ingredienti:**

- 200g gombo tritato
- 1 cipolla a dadini
- 100g cavolfiore tritato
- 1 tazza d'acqua
- 1 cucchiaino di burro
- 1 cucchiaino di paprica
- ½ cucchiaino di pepe nero macinato
- 1 cucchiaino di aneto essiccato

**Indicazioni:**

1. Mescolare il gombo tritato, la cipolla a dadini, il cavolfiore e le spezie.
2. Mescolare il composto e metterlo nella pentola a cottura lenta.
3. Aggiungere acqua e burro e chiudere il coperchio.
4. Cuocere lo spezzatino per 5 ore su LOW.
5. Trasferire il piatto nelle ciotole e servire!

**Nutrizione:** Calorie 59 Grassi 1.3 Fibre 4.1 Carboidrati 0,3 Proteine 2.5

# 11. Taccole al sesamo

Tempo di preparazione: 10 minuti

Tempo di cottura: 1 ora

Porzioni: 4

**Ingredienti:**

- 500g di taccole
- 1 cucchiaio di semi di sesamo
- 1 cucchiaino di pepe di Caienna
- 1 cucchiaino di burro
- 1 tazza d'acqua

**Indicazioni:**

1. Mettere le taccole nella pentola a cottura lenta.
2. Aggiungere il pepe di Caienna, i semi di sesamo e il burro.
3. Aggiungere l'acqua e chiudere il coperchio.
4. Cuocere le taccole per 1 ora a fiamma alta.
5. Filtrare le verdure e servirle subito!

**Nutrizione:** Calorie 70 Grassi 2.4 Fibre 3.6 Carboidrati 3.3 Proteine 4.2

# 12. Spezzatino piccante di pomodori e lenticchie

Tempo di preparazione: 15 minuti

Tempo di cottura: 6 ore

Porzioni: 6

**Ingredienti:**

- 2 tazze di lenticchie marroni o verdi secche sciacquate
- 5 tazze d'acqua
- 1 pomodoro schiacciato
- 1 lattina (400g) di pomodori a cubetti con succo
- 2 tazze di patate ruggine sbucciate e tritate
- 1 cipolla gialla media a dadini
- ½ tazza di carota tritata strofinata
- ½ tazza di sedano tritato
- 2 cucchiai della salsa piccante preferita
- 2 cucchiaini di aglio tritato (4 chiodi di garofano)
- 2 cucchiaini di cumino macinato
- 1 cucchiaino di peperoncino in polvere
- ½ cucchiaino di coriandolo macinato
- ¼ cucchiaino di paprica affumicata
- 1 foglia di alloro
- Un pizzico di pepe di Caienna
- 4 cubetti di brodo vegetale

**Indicazioni:**

1. Unire le lenticchie, l'acqua, il pomodoro schiacciato, i pomodori a cubetti, le patate, la cipolla, la carota, il sedano, la salsa piccante, l'aglio, il cumino, il peperoncino in polvere, il coriandolo, la paprica, la foglia di alloro, il pepe di Caienna e i cubetti di brodo in una pentola a cottura lenta; mescolare bene.
2. Coprire e cuocere a fuoco basso per 6-8 ore.
3. Rimuovere la foglia di alloro e servire.

**Nutrizione:** Calorie: 517 Grasso totale: 2 g Proteine: 32 g Carboidrati: 4.2 g Fibra: 38g

# 13. Insalata con capperi

Tempo di preparazione: 10 minuti

Tempo di cottura: 5 minuti

Porzioni: 4

**Ingredienti:**

- ½ tazza di tofu duro
- ½ tazza di olio d'oliva
- 1 cucchiaino di aglio tritato
- 2 chiodi di garofano
- 2½ cucchiai di succo di limone appena spremuto
- 1 cucchiaio di aceto bianco
- 1 cucchiaio di senape di Digione
- 3½ cucchiaini di capperi
- Pizzico di sale
- Pepe nero appena macinato
- Per l'insalata
- Da ½ a 2 mazzi di cavolo riccio privati del gambo e tagliati a pezzetti
- Crostini (facoltativi)

**Indicazioni:**

1. Aggiungere il tofu, l'olio, l'aglio, il succo di limone, l'aceto e la senape di Digione in un frullatore. Mescolare bene.
2. Aggiungere i capperi e mescolare bene. Condire con sale e pepe.

3. Mettere il cavolo nero in una grande ciotola e massaggiare accuratamente il condimento nel cavolo.

4. Completare con i crostini di pane (se utilizzati).

**Nutrizione:** Calorie: 378 Grasso totale: 27 g Proteine: 5 g Carboidrati: 2,2 g Fibra: 3

# 14. Spezzatino di lenticchie etiope piccante

Tempo di preparazione: 15 minuti

Tempo di cottura: 8 ore

Porzioni: 4

**Ingredienti:**

- 1 tazza di lenticchie rosse secche sciacquate
- 4 tazze d'acqua
- 1 tazza di patate ruggine sbucciate e tritate
- 1 cipolla rossa media tagliata a dadini
- ½ tazza di carota tritata
- ½ tazza di sedano tritato
- 1 cucchiaino di aglio tritato (4 chiodi di garofano)
- 1 brodo vegetale a cubetti
- 2-3 cucchiai della salsa piccante preferita
- 1½ cucchiai di miscela di spezie berbere
- 1 cucchiaio di concentrato di pomodoro
- ½ cucchiaio di zenzero macinato
- 1 cucchiaino di paprica affumicata
- 1 cucchiaino di cumino macinato

**Indicazioni:**

1. Unire le lenticchie, l'acqua, le patate, la cipolla rossa, la carota, il sedano, l'aglio, i cubetti di brodo, la salsa piccante, il berbere, il

concentrato di pomodoro, lo zenzero, la paprica affumicata e il cumino in una pentola a cottura lenta. Mescolare bene.

2. Coprire e cuocere a fuoco basso per 6-8 ore.

**Nutrizione:** Calorie: 298 Grasso totale: 1 g Proteine: 16 g Carboidrati: 4.1 g Fibra: 19 g

# 15. Curry di tofu rosso

Tempo di preparazione: 15 minuti

Tempo di cottura: 8 ore

Porzioni: 6

**Ingredienti:**

- ½ cucchiaio di olio di canola
- 1 confezione (300g) di tofu extra compatto, tagliato a cubetti da 1,5 cm e pressato per ridurre l'acqua in eccesso
- 2 tazze di carotine dimezzate nel senso della lunghezza
- 2 tazze di patate rosse o Yukon sbucciate e tagliate a pezzetti
- 2 cipolle gialle medie tagliate a dadini
- 1 cucchiaino di aglio tritato (6 spicchi)
- 1 pezzo (2,5 cm) di zenzero fresco sbucciato e tritato
- 1¾ tazze d'acqua
- 1 tazza di latte di cocco in scatola non zuccherato
- 1½ cucchiai di pasta di curry rosso
- 1 cubetto da brodo vegetale
- ½ cucchiaino di sale
- Riso cotto per servire
- Coriandolo fresco per guarnire

**Indicazioni:**

1. In una padella a fuoco medio-alto, scaldare l'olio. Aggiungere il tofu e rosolare finché i bordi non saranno croccanti, circa 5 minuti.

2. Unire il tofu, le carotine, le patate, le cipolle, l'aglio, lo zenzero, l'acqua, il latte di cocco, la pasta di curry rosso, il dado da brodo e il sale in una pentola a cottura lenta; mescolare bene.

3. Coprire e cuocere a fuoco basso per 6-8 ore, o a fuoco alto per 3-4 ore.

4. Servire su riso e guarnire con coriandolo.

**Nutrizione:** Calorie: 479 Grasso totale: 20 g Proteine: 17 g Carboidrati: 2.8 g Fibra: 10 g

# 16. Insalata lime e tofu

Tempo di preparazione: 15 minuti

Tempo di cottura: 5 minuti

Porzioni: 6

**Ingredienti:**

- ½ cucchiaino di olio
- 1 confezione di tofu extra compatto, pressato per eliminare l'acqua in eccesso e sbriciolato
- Succo di 2 lime, diviso
- ¼ di tazza di scalogno tagliato a fettine sottili
- 1 scalogno tagliato a fettine sottili
- 5 rametti di coriandolo, affettati
- 2 cucchiai di salsa di soia
- 1-2 rametti di menta tritati
- ¾ cucchiaino di peperoncini tailandesi essiccati macinati (o fiocchi di peperoncino)
- 8 foglie di lattuga (iceberg o romana) per servire

**Indicazioni:**

1. Scaldare l'olio in una padella media per soffriggere a fuoco medio. Aggiungere il tofu e il succo di ½ lime e rosolare per 4-5 minuti, finché il tofu non diventa marrone chiaro.

2. Mettere il tofu in una ciotola e aggiungere lo scalogno, il coriandolo, la salsa di soia, la menta, i peperoncini e il succo degli 1½ lime rimanenti. Mescolare bene.

3. Versare sulle foglie di lattuga e servire.

**Nutrizione:** Calorie: 96 Grassi totali: 5 g Proteine: 8 g Carboidrati: 1.9 g Fibra: 2 g

# 17. Mix di fagioli piccanti

Tempo di preparazione: 15 minuti

Tempo di cottura: 6 ore

Porzioni: 6

**Ingredienti:**

- 5 lattine (420g) di fagioli a scelta scolati e sciacquati
- 3 (420g) lattina di pomodori a cubetti con succo
- 1 lattina (200g) di concentrato di pomodoro
- 1 tazza d'acqua
- 1 peperone verde tagliato a dadini
- 3 tazze di cavolo riccio e tritato
- ½ cipolla gialla media tagliata a dadini
- 2 cucchiai di cumino macinato
- 1 cucchiaio di peperoncino in polvere
- 1 cucchiaino di aglio tritato
- 2 chiodi di garofano
- 1 cucchiaino di pepe di Caienna
- Pizzico di sale

**Indicazioni:**

1. Mettere i fagioli, i pomodori a cubetti, il concentrato di pomodoro, l'acqua, il peperone, il cavolo nero, la cipolla, il cumino, il peperoncino in polvere, l'aglio e il pepe di Caienna in una pentola a cottura lenta.

2. Coprire e cuocere a fuoco basso per 6-7 ore.

3. Aggiustare di sale e servire.

**Nutrizione:** Calorie: 823 Grassi totali: 4 g Proteine: 53 g Carboidrati: 3.1 g Fibra: 38 g

# 18. Insalata di pomodoro e avocado

Tempo di preparazione: 15 minuti

Tempo di cottura: 5 minuti

Porzioni: 4

**Ingredienti:**

- 2 pomodori medi maturi tritati
- 1 avocado snocciolato sbucciato e tritato
- ¼ tazza di cipolla rossa a dadini
- 1 cucchiaio di olio d'oliva
- 1 cucchiaio di aceto balsamico
- 1½ cucchiaini di coriandolo tritato
- 1 cucchiaino di succo di limone appena spremuto
- ½ cucchiaino di cumino macinato
- Pizzico di sale
- Pepe nero appena macinato

**Indicazioni:**

1. Unire delicatamente i pomodori, l'avocado, la cipolla rossa, l'olio d'oliva, l'aceto balsamico, il coriandolo, il succo di limone e il cumino in una ciotola.
2. Condire con sale e pepe.

**Nutrizione:** Calorie: 149 Grassi totali: 14 g Proteine: 2 g Carboidrati: 2,7 g Fibra: 4 g

## 19. Classico manzo in scatola e cavolo con crema di rafano

Tempo di preparazione: 10 minuti

Tempo di cottura: 6 ore

Porzioni: 8

**Ingredienti:**

- 1½ tazze di panna acida

- 1 tazza di rafano preparato

- ½ cucchiai di senape di Digione

- 1½ cucchiaini di aceto di vino bianco

- 1 cucchiaino di sale kosher

- ½ cucchiaino di pepe nero appena macinato

- Per la carne bovina:

- 1 cavolo cappuccio tagliato a spicchi

- 1 cipolla tritata

- ½ tazza (1 panetto) di burro non salato o burro chiarificato sciolto

- 1½ tazze d'acqua

- ½ cucchiaino di coriandolo macinato

- ½ cucchiaino di senape macinata

- ½ cucchiaino di pimento macinato

- ½ cucchiaino di maggiorana macinata
- ½ cucchiaino di timo macinato
- ½ cucchiaino di sale kosher
- ½ cucchiaino di pepe nero appena macinato
- 1 di petto di manzo in scatola (500g)

**Indicazioni:**

1. In una ciotola media, mescolare tutti gli ingredienti. Coprire e lasciare raffreddare fino al momento di servire.
2. Nella pentola a cottura lenta, mescolare insieme gli spicchi di cavolo, la cipolla e il burro, quindi distribuirli in uno strato uniforme. Aggiungere l'acqua.
3. In una piccola ciotola, mescolare il coriandolo, la senape, il pimento, la maggiorana, il timo, il sale e il pepe. Strofinare la miscela di spezie su tutta la carne in scatola. Mettere la carne sopra le verdure nella pentola a cottura lenta. Coprire e cuocere per 8 ore a fuoco basso.
4. Lasciar riposare la carne per 5-10 minuti prima di affettarla. Servire con le verdure e la crema di rafano.

**Nutrizione:** Calorie: 387 Grassi: 11 g Carboidrati: 3 g Proteine: 28 g

# 20. Costolette di manzo brasate con bacche di ginepro e salsa al mascarpone

Tempo di preparazione: 10 minuti

Tempo di cottura: 8 ore

Porzioni: 4

**Ingredienti:**

- 100g di pancetta a dadini
- ½ tazza di pomodori a cubetti
- 1 finocchio tagliato a dadini
- 1 cipolla tritata
- 4 spicchi d'aglio tritati
- 1 costolette di manzo
- 1 cucchiaio di sale kosher
- 1 cucchiaino di pepe nero appena macinato
- 10 bacche di ginepro schiacciate con il lato di un coltello
- 2 foglie di alloro
- 1½ tazze di brodo di manzo
- ½ tazza di vino rosso secco
- ¼ tazza di concentrato di pomodoro
- 2 tazze di mascarpone
- 1 tazza di parmigiano grattugiato

**Indicazioni:**

1.  Nella pentola a cottura lenta, mescolare la pancetta, i pomodori, il finocchio, la cipolla e l'aglio. Distribuirli in uno strato uniforme sul fondo della pentola a cottura lenta.

2.  Condire generosamente le costine di manzo con sale e pepe. Adagiarli sopra le verdure nella pentola. Cospargere le bacche di ginepro e le foglie di alloro sopra.

3.  In una ciotola media, sbattere insieme il brodo di manzo, il vino rosso e il concentrato di pomodoro. Versarlo sulla carne. Coprire e cuocere per 8 ore a fuoco basso.

4.  Trasferire le costole su un piatto. Estrarre la carne dalle ossa con due forchette, sminuzzarla e rimettere la carne nel fornello.

5.  Mescolare il mascarpone e il parmigiano nella salsa. Eliminare le foglie di alloro e servire caldo.

**Nutrizione:** Calorie: 254 Grassi: 9 g Carboidrati: 2 g Proteine: 12 g

# 21. Bistecca con paprica e peperoni

Tempo di preparazione: 10 minuti

Tempo di cottura: 8 ore

Porzioni: 4

## Ingredienti:

- 1 cipolla a dadini
- 1 peperone rosso privato dei semi e tagliato a dadini
- 4 spicchi d'aglio tritati
- 1 bistecca di fianco (680g)
- 1 cucchiaino di cumino macinato
- 1 cucchiaino di peperoncino in polvere
- 1 cucchiaino di paprica affumicata
- 1 cucchiaino di sale kosher
- Succo di 1 arancia
- Succo di 2 lime
- ⅓ di tazza di brodo di manzo
- 12 foglie di lattuga grandi e croccanti
- 1½ tazze di panna acida
- 1 tazza di formaggio Queso fresco o feta sbriciolata
- 2 avocado pelati snocciolati e tagliati a cubetti
- Salsa piccante o salsa per servire (facoltativa)

## Indicazioni:

1. Nella pentola a cottura lenta, mescolare la cipolla, il peperone rosso e l'aglio.

2. Condire la bistecca con il cumino, il peperoncino in polvere, la paprica e il sale. Adagiare la bistecca sulle verdure nella pentola.

3. Cospargere con il succo d'arancia e il succo di lime, poi aggiungere il brodo di carne. Coprire e cuocere per 8 ore a fuoco basso.

4. Usare due forchette per sminuzzare la carne e poi condirla con le verdure nella pentola a cottura lenta.

5. Servire farcito con foglie di lattuga e condire con panna acida, formaggio Queso fresco, avocado e salsa piccante, o salsa a piacere (se utilizzata).

**Nutrizione**: Calorie: 143 Grassi: 11 g Carboidrati: 1 g Proteine: 15 g

## 22. Cavolo ripieno di manzo in salsa di pomodoro cremosa

Tempo di preparazione: 20 minuti

Tempo di cottura: 8 ore

Porzioni: 4

**Ingredienti:**

- 450g di carne macinata (70% magra)
- 4 fette di pancetta affettate finemente
- 1 tazza di groviera grattugiato
- 1 cipolla piccola tritata finemente
- 1 uovo grande sbattuto
- ½ tazza di farina di mandorle
- 1 cucchiaino di aglio in polvere
- 1 cucchiaino di sale kosher
- ¼ cucchiaino di pepe nero appena macinato
- 12 foglie intere di cavolo cappuccio passate al vapore nel microonde
- 1 lattina (400g) di salsa di pomodoro
- 1 cucchiaio di aceto di vino rosso o aceto di sidro di mele
- 3 cucchiaini di salsa di soia o tamari
- 1 cucchiaino di eritritolo o ⅓ di cucchiaino di polvere di Stevia
- 1 cucchiaino di paprica
- ¼ cucchiaino di pimento macinato
- 1½ tazze di panna acida

**Indicazioni:**

1. In una grande ciotola mescolare la carne macinata, la pancetta, il groviera, la cipolla, l'uovo, la farina di mandorle, l'aglio in polvere, il sale e il pepe.

2. Mettere una manciata del composto di carne al centro di ciascuna delle foglie di cavolo ammorbidite, dividendole equamente. Piegare due lati della foglia sul ripieno e poi arrotolarla come un burrito. Mettere ogni rotolo, con il lato della cucitura rivolto verso il basso, nella pentola a cottura lenta (va bene impilare i rotoli se necessario).

3. In una ciotola media, mescolare la salsa di pomodoro, l'aceto, la salsa di soia, l'eritritolo, la paprica e il pimento. Versare il composto di salsa sugli involtini. Coprire e cuocere per 8 ore a fuoco basso, o 4 ore a fuoco alto.

4. Spegnere la pentola a cottura lenta e lasciare riposare gli involtini di cavolo per 10-15 minuti.

5. Rimuovere con attenzione gli involtini di cavolo dalla pentola a cottura lenta e disporli su un piatto da portata. Mescolare la panna acida con la salsa nella pentola, quindi versarla sugli involtini di cavolo. Servire caldo.

**Nutrizione**: Calorie: 345 Grassi: 12 g Carboidrati: 1 g Proteine: 12 g

## 23. Manzo con salsa di arachidi

Tempo di preparazione: 20 minuti

Tempo di cottura: 8 ore

Porzioni: 4

**Ingredienti:**

- ½ tazza di salsa di soia o tamari
- 2 cucchiai d'acqua
- 2 cucchiai di sherry secco o vino bianco secco
- 1 cucchiaino di melassa nera
- 1 spicchio d'aglio tritato
- 1 cucchiaio di zenzero fresco tritato
- 1½ cucchiaini di polvere di Stevia
- 450g bistecca di gonna a cubetti
- 1 cucchiaio di olio di sesamo tostato
- Per la salsa:
- ¾ tazza di crema al cocco
- ½ tazza di burro di arachidi BIO
- ½ tazza d'acqua
- 2 cucchiai di salsa di soia o tamari
- 1 cucchiaio di succo di lime appena spremuto
- 1 spicchio d'aglio tritato
- 1 cucchiaio di eritritolo o un pizzico di polvere di Stevia
- ½ cucchiaino di pasta di peperoncino o fiocchi di peperoncino

**Indicazioni:**

1. Nella pentola a cottura lenta mescolare la salsa di soia, l'acqua, lo sherry, la melassa, l'aglio, lo zenzero e la polvere di Stevia.
2. Condire la bistecca con l'olio di sesamo e aggiungerla nella pentola a cottura lenta. Mescolare per ricoprire la carne con la salsa. Coprire e cuocere per 8 ore a fuoco basso.
3. In una piccola casseruola a fuoco medio, unire la crema di cocco, il burro di arachidi, l'acqua, la salsa di soia, il succo di lime, l'aglio, l'eritritolo e la pasta di peperoncino. Riscaldare, mescolando spesso, fino a quando il burro di arachidi non si scioglie e la salsa non assume una consistenza uniforme.
4. Servire la carne calda, con la salsa di arachidi per intingere.

**Nutrizione:** Calorie: 265 Grassi: 17 g Carboidrati: 3 g Proteine: 18 g

# 24. Costata di manzo con peperoni, funghi e cipolle

Tempo di preparazione: 15 minuti

Tempo di cottura: 8 ore

Porzioni: 6

## Ingredienti:

- 2 cucchiai di olio di cocco
- 1 cipolla affettata sottilmente
- 200g di cremini o funghi champignon affettati
- 1 peperone verde privato dei semi e tagliato a listarelle
- 1 peperone rosso privato dei semi e tagliato a listarelle
- 680g costata di manzo
- ¾ cucchiaino di sale kosher
- ¾ cucchiaino di pepe nero appena macinato
- 200g di provolone affettato sottilmente

## Indicazioni:

1. In una padella capiente scaldare l'olio di cocco a fuoco medio-alto. Aggiungere la cipolla e rosolare finché non inizia ad ammorbidirsi, circa 3 minuti.

2. Aggiungere i funghi e continuare a rosolare fino a quando i funghi non iniziano a dorarsi, circa 5 minuti. Trasferire il composto nella pentola a cottura lenta.

3. Aggiungere i peperoni verdi e rossi nella pentola a cottura lenta e mescolare per amalgamare.

4.  Riportare la padella a fuoco medio-alto. Condire la bistecca con sale e pepe e aggiungerla nella padella. Cuocere fino a doratura, circa 2 minuti per lato. Trasferire la bistecca nella pentola a cottura lenta, mettendola sopra le verdure. Coprire e cuocere per 8 ore a fuoco basso.

5.  Togliere la bistecca dal fornello e lasciarla riposare per un paio di minuti. Lasciare la pentola a cottura lenta e tenerla coperta. Dopo alcuni minuti, affettare la bistecca a listarelle sottili e rimetterle nella pentola a cottura lenta. Mettere sopra il provolone, riposizionare il coperchio e lasciar riposare per qualche minuto, fino a quando il formaggio non si sarà sciolto. Servire caldo.

**Nutrizione:** Calorie: 265 Grassi: 17 g Carboidrati: 3 g Proteine: 18 g

# 25. Stroganoff cremoso di manzo con funghi e pancetta

Tempo di preparazione: 15 minuti

Tempo di cottura: 8 ore

Porzioni: 6

**Ingredienti:**

- 500g di carne di manzo in umido tagliata a cubetti da 2,5 cm
- 4 fette di pancetta tagliate a dadini
- 200g di cremini o funghi champignon tagliati in quarti
- 1 cipolla tagliata a metà e affettata
- 1 spicchio d'aglio tritato
- 1 tazza di brodo di manzo
- ¼ tazza di concentrato di pomodoro
- 1 cucchiaino di paprica affumicata
- ½ cucchiaino di sale kosher
- ¼ cucchiaino di pepe nero appena macinato
- 1½ tazze di panna acida
- ½ cucchiaio di prezzemolo fresco tritato

**Indicazioni:**

1. Nella pentola a cottura lenta mescolare la carne di manzo, la pancetta, i funghi, la cipolla, l'aglio, il brodo di carne, il concentrato di pomodoro, la paprica, il sale e il pepe. Coprire e cuocere per 8 ore a fuoco basso.

2. Poco prima di servire, incorporare la panna acida. Servire caldo, guarnito con il prezzemolo.

3. Make It Allergen-Free: yogurt di cocco intero coltivato normale sostituto per la panna acida.

**Nutrizione:** Calorie: 154 Grassi: 2 g Carboidrati: 1 g Proteine: 2 g

# 26. Peperoni ripieni di carne

Tempo di preparazione: 10 minuti

Tempo di cottura: 7 ore

Porzioni: 6

**ingredienti**

- 300g di carne macinata 70% magra
- 300g di salsiccia finemente tagliata a dadini
- 1½ tazze di formaggio Cheddar grattugiato, divise
- ½ tazza di farina di mandorle
- 2 gambi di sedano tagliati a dadini
- 1 cipolla finemente tagliata a dadini
- 4 spicchi d'aglio tritati
- 1 cucchiaino di origano essiccato
- 1 cucchiaino di paprica
- 1 cucchiaino di sale kosher
- ½ cucchiaino di pepe nero appena macinato
- ¼ cucchiaino di pepe di Caienna
- 1 peperone (di qualsiasi colore), tagliato a metà attraverso il gambo, privato dei semi e costolato
- ¼ tazza di brodo di manzo

**Indicazioni:**

1. In una grande ciotola, mescolare la carne di manzo, la salsiccia, 1 tazza di formaggio Cheddar, la farina di mandorle, il sedano, la

cipolla, l'aglio, l'origano, la paprica, il sale, il pepe nero e il pepe di Caienna. Versare il composto di carne nelle metà del pepe, dividendolo equamente. Mettere i peperoni ripieni nella pentola a cottura lenta.

2. Versare il brodo di carne intorno ai peperoni.

3. Cospargere con la restante ½ tazza di formaggio Cheddar. Coprire e cuocere per 7 ore a fuoco basso. Servire caldo.

**Nutrizione:** Calorie: 243 Grassi: 9 g Carboidrati: 2 g Proteine: 12 g

## 27. Manzo al curry rosso tailandese e con latte di cocco

Tempo di preparazione: 15 minuti

Tempo di cottura: 8 ore

Porzioni: 6

**Ingredienti:**

- 4 cucchiai di olio di cocco, divisi
- 2 (560g) di manzo arrosto di mandrino
- Sale kosher
- Pepe nero appena macinato
- 1 cipolla a dadini
- 1 o 2 cucchiai di pasta di curry rosso tailandese
- ½ cucchiaino di cumino macinato
- 1 cucchiaino di coriandolo macinato
- 2 tazze di brodo di pollo o di manzo
- 1 lattina (390ml) di latte di cocco
- ½ tazza di burro di arachidi completamente naturale
- 1 cucchiaio di salsa di pesce
- Succo di 1 lime
- 1 cucchiaino di melassa nera
- 1 spicchio d'aglio tritato
- 1 pezzo (7 cm) di zenzero fresco sbucciato e affettato
- 2 cucchiaini di polvere di Stevia
- 2 foglie di alloro

- ¼ tazza di arachidi tostate tritate
- ¼ tazza di coriandolo fresco tritato

**Indicazioni:**

1. In una padella capiente, scaldare 2 cucchiai di olio di cocco a fuoco medio-alto.

2. Condire generosamente la carne di manzo con sale e pepe. Mettere l'arrosto nella padella e cuocere fino a doratura su tutti i lati, circa 6 minuti.

3. Nella pentola a cottura lenta, lanciare la cipolla con i restanti 2 cucchiai di olio di cocco e spalmare fino a coprire il fondo dell'inserto. Mettere sopra la carne rosolata.

4. Aggiungere la pasta di curry, il cumino e il coriandolo nella padella calda. Cuocere, mescolando, per circa 30 secondi. Incorporare il brodo e portare a ebollizione.

5. Incorporare il latte di cocco, il burro di arachidi, la salsa di pesce, il succo di lime, la melassa, l'aglio, lo zenzero, la Stevia e le foglie di alloro. Portare a ebollizione. Versare il composto sulla carne nella pentola a cottura lenta. Coprire e cuocere per 8 ore a fuoco basso.

6. Usando due forchette, sminuzzare la carne nella pentola e incorporarla alla salsa. Eliminare le foglie di alloro e servire caldo, guarnito con arachidi e coriandolo.

**Nutrizione**: Calorie: 165 Grassi: 79 g Carboidrati: 3 g Proteine: 12 g

# 28.  Manzo al curry e zenzero

Tempo di preparazione: 15 minuti

Tempo di cottura: 8 ore

Porzioni: 6

**Ingredienti:**

- 1 tazza di pomodori a cubetti
- 1 lattina (390ml) di latte di cocco
- ⅓ di tazza d'acqua
- ¼ di tazza di olio di cocco sciolto
- ¼ tazza di concentrato di pomodoro
- 1 cipolla a dadini
- 6 spicchi d'aglio tritati
- ½ cucchiai di zenzero fresco grattugiato
- ¼ cucchiai di cumino macinato
- 1 cucchiaino di paprica
- 1 cucchiaino di sale kosher
- ½ cucchiaino di curcuma macinata
- ½ cucchiaino di cardamomo macinato
- ½ cucchiaino di cannella in polvere
- ½ cucchiaino di chiodi di garofano macinati
- ½ cucchiaino di pepe di Caienna
- ¼ cucchiaino di noce moscata macinata
- 1 mandrino di manzo arrosto (680g), tagliato a strisce da 1,5x5 cm

- ⅓ di tazza di coriandolo fresco tritato

**Indicazioni:**

1. Nella pentola a cottura lenta mescolare i pomodori, il latte di cocco, l'acqua, l'olio di cocco e il concentrato di pomodoro.
2. Aggiungere la cipolla, l'aglio, lo zenzero, il cumino, la paprica, il sale, la curcuma, il cardamomo, la cannella, i chiodi di garofano, il pepe di Caienna e la noce moscata.
3. Aggiungere la carne e mescolare per amalgamare bene. Coprire e cuocere per 8 ore a fuoco basso. Servire caldo, guarnito con il coriandolo.

**Nutrizione:** Calorie: 165 Grassi: 79 g Carboidrati: 3 g Proteine: 12 g

## 29. Involtini di bistecca con formaggio feta, spinaci e olive

Tempo di preparazione: 15 minuti

Tempo di cottura: 8 ore

Porzioni: 6

**Ingredienti:**

- 4 pezzi (100g) di bistecca di gonna, pestata a 1,5 cm di spessore
- ½ cucchiaino di sale kosher
- ½ cucchiaino di pepe nero appena macinato
- 4 tazze di spinaci baby tritati
- 1 cipolla piccola tagliata a dadini
- 1 tazza di parmigiano grattugiato
- 100g di formaggio feta sbriciolato
- ½ tazza di olive Kalamata tritate
- ¼ tazza di brodo di manzo o acqua
- 5 cucchiai di burro non salato o Ghee
- 1 tazza di panna (da montare)

**Indicazioni:**

1. Condire la bistecca con sale e pepe.
2. In una ciotola media, mescolare gli spinaci, la cipolla, il parmigiano, la feta e le olive. Ricoprire ogni bistecca con un quarto del composto, mettendolo vicino a uno dei lati corti. Partendo dal lato corto più vicino al ripieno, arrotolare le bistecche attorno al ripieno. Usare stuzzicadenti di legno o spago

da cucina, se necessario, per fissare i rotoli. Disporre i rotoli in un unico strato nella pentola a cottura lenta.

3. Versare il brodo di carne. Coprire e cuocere per 6 ore a fuoco basso, o 3 ore a fuoco alto. Al termine, rimuovere gli involtini dalla pentola a cottura lenta e lasciarli riposare per qualche minuto.

4. Mentre gli involtini riposano, aggiungere il burro e la panna nella pentola a cottura lenta e mescolare per far sciogliere il burro; amalgamare con il sugo di cottura.

5. Tagliare gli involtini a girandole e servirli ben caldi, con la salsa di panna spalmata sopra.

**Nutrizione**: Calorie: 213 Grassi: 79 g Carboidrati: 1 g Proteine: 12 g

# 30. Costolette brasate nel latte di cocco con pasta di peperoncino

Tempo di preparazione: 15 minuti

Tempo di cottura: 8 ore

Porzioni: 6

**Ingredienti:**

- 1 cipolla a dadini
- 1 spicchio d'aglio tritato
- 1 cucchiaio di zenzero fresco tritato
- 1 lattina (390ml) di latte di cocco
- 2 cucchiai di salsa di soia, tamari o aminoacidi del cocco
- 2 cucchiai di mirin
- 2 cucchiai di olio di sesamo tostato
- 2 cucchiaini di melassa nera
- 1 cucchiaino o meno pasta di peperoncino per condire
- 1 cucchiaino di polvere di Stevia
- 500g di costolette
- 3 cipolline tagliate a fettine sottili
- ¼ tazza di semi di sesamo tostati

**Indicazioni:**

1. Nella pentola a cottura lenta, mescolare cipolla, aglio, zenzero, latte di cocco, salsa di soia, mirin, olio di sesamo, melassa, pasta di peperoncino e polvere di Stevia.

2.  Aggiungere le costolette e mescolare per ricoprirle bene. Coprire e cuocere per 9 ore a fuoco basso o 4 ore e mezza a fuoco alto. Servire caldo, guarnito con lo scalogno e i semi di sesamo.

**Nutrizione:** Calorie: 213 Grassi: 79 g Carboidrati: 1 g Proteine: 12 g

# RICETTE PER SPUNTINI

## 31. Cavolfiore arrosto con prosciutto, capperi e mandorle

Tempo di preparazione: 5 minuti

Tempo di cottura: 23 minuti

Porzioni: 4

**Ingredienti:**

- 300g di cimette di cavolfiore (prendere cimette pretagliate da Trader Joe's)
- 2 cucchiai di grasso di pancetta avanzato o olio d'oliva
- Sale rosa dell'Himalaya
- Pepe nero appena macinato
- 50g di prosciutto affettato tagliato a pezzetti
- ¼ tazza di mandorle a scaglie
- 2 cucchiai di capperi
- 2 cucchiai di parmigiano grattugiato

**Indicazioni:**

1. Preriscaldare il forno a 200°C. Foderare una teglia con un tappetino da forno in silicone o carta da forno.
2. Mettere le cimette di cavolfiore nella teglia preparata con il grasso di pancetta e condire con sale e pepe rosa dell'Himalaya.

Oppure, se si usa l'olio d'oliva, condire il cavolfiore con olio d'oliva, pepe nero e sale rosa dell'Himalaya.

3.  Arrostire il cavolfiore per 15 minuti.

4.  Mescolare il cavolfiore in modo che tutti i lati siano ricoperti di grasso di pancetta.

5.  Distribuire i pezzi di prosciutto nella padella. Quindi aggiungere le mandorle a scaglie e i capperi. Mescolare per amalgamare. Cospargere con il parmigiano e cuocere per altri 10 minuti.

6.  Dividere tra due piatti, usando una schiumarola in modo da non ottenere un eccesso di grasso nei piatti, e servire.

**Nutrizione**: Calorie: 576 Grasso totale: 48 g Carboidrati: 1,4 g Fibra: 6 g Proteine: 28 g

# 32. Funghi burrosi a cottura lenta

Tempo di preparazione: 5 minuti

Tempo di cottura: 4 ore

Porzioni: 4

**Ingredienti:**

- 6 cucchiai di burro
- 1 cucchiaio di miscela di condimento per ranch secca confezionata
- 200g di funghi cremini freschi
- ½ cucchiaio di parmigiano grattugiato
- 1 cucchiaio di prezzemolo italiano a foglia piatta fresco tritato

**Indicazioni:**

1. Con l'inserto di coccio in posizione, preriscaldare la pentola a cottura lenta al minimo.
2. Mettere il burro e il condimento secco del ranch sul fondo della pentola a cottura lenta e lasciare che il burro si sciolga. Mescolare per amalgamare il mix di condimento e il burro.
3. Aggiungere i funghi nella pentola a cottura lenta e mescolare per ricoprire con la miscela di burro e condimento. Cospargere la parte superiore con il parmigiano.
4. Coprire e cuocere a fuoco basso per 4 ore.
5. Usare una schiumarola per trasferire i funghi in un piatto da portata. Completare con il prezzemolo tritato e servire.

**Nutrizione**: Calorie: 701 Grasso totale: 72 g Carboidrati: 3 Fibre: 2 g Proteine: 11 g

## 33. Ravanelli arrostiti con salsa al burro

Tempo di preparazione: 10 minuti

Tempo di cottura: 15 minuti

Porzioni: 2

**Ingredienti:**

- 2 tazze di ravanelli tagliati a metà
- 1 cucchiaio di olio d'oliva
- Sale rosa dell'Himalaya
- Pepe nero appena macinato
- ½ cucchiai di burro
- 1 cucchiaio di prezzemolo italiano a foglia piatta fresco tritato

**Indicazioni:**

1. Preriscaldare il forno a 250°C.
2. In una ciotola media, condire i ravanelli nell'olio d'oliva e pepe e sale rosa dell'Himalaya.
3. Distribuire i ravanelli su una teglia in un unico strato. Cuocere per 15 minuti, mescolando a metà cottura.
4. Nel frattempo, quando i ravanelli sono stati arrostiti per circa 10 minuti in una piccola casseruola di colore chiaro a fuoco medio, sciogliere completamente il burro, mescolando spesso, e condire con sale rosa dell'Himalaya. Quando il burro inizia a bollire, continuare a mescolare. Quando il gorgoglio diminuisce un po', il burro dovrebbe essere di un bel marrone nocciola. Il processo di doratura dovrebbe richiedere circa 3 minuti in totale.

Trasferire il burro rosolato in un contenitore resistente al calore (es. una tazza).

5.  Togliere i ravanelli dal forno e dividerli in due piatti. Distribuire il burro marrone sui ravanelli, guarnire con il prezzemolo tritato e servire.

**Nutrizione**: Calorie: 361 Grasso totale: 37 g Carboidrati: 3,8 g Fibra: 4 g Proteine: 2 g

# RICETTE DI VERDURE

## 34. Cavolo verde al cumino saltato in padella

Tempo di preparazione: 10 minuti

Tempo di cottura: 20 minuti

Porzioni: 2

**Ingredienti:**

- 2 cucchiai di olio d'oliva
- 1 pezzo (2,5 cm) di zenzero fresco grattugiato
- ½ cucchiaino di semi di cumino
- 1 scalogno tritato
- ½ tazza di brodo di pollo
- 340 g di cavolo verde a fette
- ¼ di cucchiaino di curcuma in polvere
- ½ cucchiaino di coriandolo in polvere
- Sale kosher e pepe di Caienna a piacere

**Indicazioni:**

1. Scaldare l'olio d'oliva in una casseruola a fuoco medio; poi rosolare lo zenzero e i semi di cumino fino a renderli fragranti.
2. Aggiungere lo scalogno e continuare a rosolare per altri 2-3 minuti o fino a quando non diventa tenero e aromatico. Versare il brodo di pollo per sfumare la padella.

3. Aggiungere gli spicchi di cavolo, la curcuma, il coriandolo, il sale e il pepe di Caienna. Coprire e cuocere per 15-18 minuti, o finché il cavolo non si sarà ammorbidito. Assicurarsi di mescolare di tanto in tanto.

4. Servire in ciotole individuali e buon appetito!

**Nutrizione**: Calorie: 169 Grassi: 13,0 g Proteine: 2,6 g Carboidrati: 7,0 g Carboidrati netti: 2,9 g Fibre: 4,1 g

# 35. Melanzane alla griglia

Tempo di preparazione: 10 minuti

Tempo di cottura: 30 minuti

Porzioni: 4

**Ingredienti:**

- ⅓ di tazza di olio d'oliva di buona qualità, diviso
- 1 cipolla affettata sottilmente
- 1 cucchiaio di aglio tritato
- 3-4 melanzane piccole tagliate a dadini
- 2zucchini tagliati a dadini
- 2 tazze di cavolfiore tritato
- 1 peperone rosso tagliato a dadini
- 2 tazze di pomodori a cubetti
- 2 cucchiai di prezzemolo fresco tritato
- 2 cucchiai di origano fresco tritato
- Sale marino per condire
- Pepe nero macinato fresco per condire
- 1½ tazze di formaggio feta sbriciolato
- ¼ tazza di semi di zucca

**Indicazioni:**

1. Preriscaldare il forno. Impostare il forno per cuocere alla griglia e ungere leggermente una pirofila da 22x33 cm con olio d'oliva.

2.  Rosolare gli aromatici in una pentola media a fuoco medio, scaldare 3 cucchiai di olio d'oliva. Aggiungere la cipolla e l'aglio e rosolare finché non si saranno ammorbiditi, per circa 3 minuti.

3.  Soffriggere le verdure. Incorporare le melanzane e cuocere, mescolando di tanto in tanto.

4.  Aggiungere le zucchine, il cavolfiore e il peperone rosso e cuocere per 5 minuti.

5.  Incorporare i pomodori, il prezzemolo e l'origano e cuocere, mescolando di tanto in tanto, fino a quando le verdure non sono tenere, circa 10 minuti. Condirla con sale e pepe.

6.  Mettere il composto di verdure nella casseruola e guarnire con la feta sbriciolata. Cuocere alla griglia finché il formaggio non si sarà sciolto.

7.  Servire. Dividere la casseruola in quattro piatti e coprirla con i semi di zucca. Condire con il restante olio d'oliva.

**Nutrizione:** Calorie: 341 Grassi: 5,1 g Fibre: 11 g Carboidrati: 1,2 g

# 36. Crema di cavolo brasato

Tempo di preparazione: 4 minuti

Tempo di cottura: 11 minuti

Porzioni: 5

**Ingredienti:**

- 2 cucchiai di olio d'oliva
- 1 scalogno tritato
- 6 tazze di cavolo riccio tagliato a pezzi
- ½ cucchiaino di aglio fresco tritato
- 2 cucchiai di vino bianco secco
- ¼ di cucchiaino di peperoncino a scaglie schiacciato
- Sale marino e pepe nero macinato qb
- ½ tazza di panna liquida

**Indicazioni:**

1. Scaldare l'olio d'oliva in una padella larga e dal fondo pesante a fuoco moderato. Ora, rosolare lo scalogno finché non è tenero, circa 4 minuti.

2. Incorporare il cavolo e continuare a cuocere per altri 2 minuti. Rimuovere il liquido in eccesso e incorporare l'aglio; continuare a cuocere per un minuto circa.

3. Aggiungere una spruzzata di vino per sfumare la padella. Quindi aggiungere il peperone rosso, il sale, il pepe nero e la panna liquida nella padella.

4. Accendere la fiamma per cuocere a fuoco lento. Continuare a cuocere a fuoco lento, coperto, per altri 4 minuti. Servire caldo e buon appetito!

**Nutrizione:** Calorie: 130 Grassi: 10,5 g Proteine: 3,7 g Carboidrati: 6,1 g Carboidrati netti: 3,1 g Fibre: 3,0 g

# RICETTE DI POLLAME

## 37. Cosce di pollo greche con olive

Tempo di preparazione: 10 minuti

Tempo di cottura: 20 minuti

Porzioni: 2

**Ingredienti:**

- 500g (454 g) di cosce di pollo
- 1 cucchiaino di miscela di condimento greco
- 1 cucchiaio di olio d'oliva
- 170 g di salsa di pomodoro
- Olive Kalamata snocciolate e affettate

**Indicazioni:**

1. Mettere le cosce di pollo e la miscela di condimento greco in un sacchetto con cerniera. Agitare la borsa, assicurando un rivestimento uniforme.
2. Scaldare l'olio d'oliva in una casseruola a fuoco medio-alto. Scottare le cosce di pollo fino a doratura, girandole di tanto in tanto per garantire una cottura uniforme.
3. Successivamente, incorporare la salsa di pomodoro e le olive Kalamata. Continuare a cuocere fino a quando il pollo non è tenero e tutto non è ben riscaldato, circa 20 minuti. Buon appetito!

**Nutrizione:** Calorie: 342 Grassi: 14,2 g Proteine: 47,0 g Carboidrati: 3,5 g Carboidrati netti: 2,4 g Fibra: 1,1 g

# 38. Pollo con garam masala

Tempo di preparazione: 10 minuti

Tempo di cottura: 25 minuti

Porzioni: 5

**Ingredienti:**

- Petti di pollo da 680g tagliati a pezzetti
- 1 cipolla tritata
- 283g di passata di pomodoro
- 1 cucchiaino di garam masala
- ½ tazza di panna

**Indicazioni:**

1. Riscaldare un wok unto con uno spray da cucina antiaderente a fuoco medio-alto. Ora, rosolare i petti di pollo fino a dorarli su tutti i lati.
2. Aggiungere le cipolle e rosolarle per 2-3 minuti in più o finché non sono teneri e fragranti. Incorporare la passata di pomodoro e il garam masala. Cuocere per 10 minuti finché la salsa non assume un colore rosso scuro.
3. Incorporare la panna e mescolare per unire. Cuocere per 10-13 minuti in più, o finché non si riscalda completamente.
4. Servire con riso al cavolfiore se lo si desidera e buon appetito!

**Nutrizione:** Calorie: 293 Grassi: 17,1 g Proteine: 29,1 g Carboidrati: 4,8 g Carboidrati netti: 3,6 g Fibre: 1,2 g

# 39. Cosce di pollo al vino bianco

Tempo di preparazione: 10 minuti

Tempo di cottura: 35 minuti

Porzioni: 4

**Ingredienti:**

- 500g di cosce di pollo
- 1 cucchiaio di olio d'oliva
- 2 cucchiai di burro sciolto
- 1 spicchio d'aglio affettato
- Succo fresco di ½ limone
- 2 cucchiai di vino bianco
- Sale e pepe nero macinato qb
- 1 cucchiaio di scalogno fresco tritato

**Indicazioni:**

1. Iniziare preriscaldando il forno a 235°C. Mettere il pollo in una teglia rivestita di carta da forno. Condire con olio d'oliva e burro fuso.
2. Aggiungere l'aglio, il limone, il vino, il sale e il pepe nero.
3. Cuocere in forno preriscaldato per circa 35 minuti. Servire guarnito con scalogno fresco. Gustare!

**Nutrizione:** Calorie: 210 Grassi: 12,3 g Proteine: 23,3 g Carboidrati: 0,5 g Carboidrati netti: 0,4 g Fibre: 0,1 g

# 40. Cosce di pollo arrosto al timo

Tempo di preparazione: 10 minuti

Tempo di cottura: 40 minuti

Porzioni: 6

**Ingredienti:**

- 1 burro non salato ammorbidito
- 4 spicchi d'aglio tritati
- Sale marino e pepe nero macinato qb
- 1 cucchiaio di foglie di timo fresco
- 900g di cosce di pollo

**Indicazioni:**

1. In una terrina, unire accuratamente il burro, l'aglio, il sale, il pepe nero e il timo. Strofinare questa miscela su tutte le cosce di pollo.

2. Adagiare le cosce di pollo su una teglia rivestita di carta da forno. Cuocere nel forno preriscaldato a 200°C, fino a quando un termometro a lettura istantanea non segna 75°C, per circa 40 minuti.

3. Posizionare sotto la griglia preriscaldata per 1-2 minuti se si desidera una pelle dorata e croccante. Buon appetito!

**Nutrizione:** Calorie: 342 Grassi: 24,3 g Proteine: 28,1 g Carboidrati: 1,7 g Carboidrati netti: 1,4 g Fibre: 0,3 g

# RICETTE DI PESCE E FRUTTI DI MARE

## 41. Capesante scottate con salsiccia

Tempo di preparazione: 10 minuti

Tempo di cottura: 10 minuti

Porzioni: 4

**Ingredienti:**

- 2 cucchiai di burro
- 12 capesante fresche sciacquate
- 230g di salsiccia tritata
- 1 peperone rosso affettato
- 1 cipolla rossa tritata finemente
- 1 tazza di Grana Padano grattugiato
- Sale e pepe nero qb

**Indicazioni:**

1. Sciogliere metà del burro in una padella a fuoco medio e cuocere la cipolla e il peperone per 5 minuti finché non sono teneri. Aggiungere la salsiccia e saltare in padella per altri 5 minuti. Rimuovere e mettere da parte.

2. Asciugare le capesante con carta assorbente e condire con sale e pepe. Aggiungere il burro rimanente nella padella e rosolare le capesante per 2 minuti su ciascun lato per ottenere un colore

marrone dorato. Aggiungere il composto di salsiccia e scaldare.
Trasferire su un piatto da portata e guarnire con Grana Padano.

**Nutrizione:** Calorie: 835 Grassi: 61,9 g Proteine: 55,9 g Carboidrati:
10,5 g Carboidrati netti: 9,4 g Fibre: 1,1 g

# 42. **Tilapia al forno con olive nere**

Tempo di preparazione: 15 minuti

Tempo di cottura: 25 minuti

Porzioni: 4

**Ingredienti:**

- 4 filetti di tilapia
- 2 spicchi d'aglio tritati
- 1 cucchiaino di basilico tritato
- 1 tazza di pomodori in scatola
- ¼ cucchiaio di peperoncino in polvere
- 2 cucchiai di vino bianco
- 1 cucchiaio di olio d'oliva
- ½ cipolla rossa tritata
- 2 cucchiai di prezzemolo
- 10 olive nere snocciolate e tagliate a metà

**Indicazioni:**

1. Preriscaldare il forno a 180°C.
2. Scaldare l'olio d'oliva in una padella a fuoco medio e cuocere la cipolla e l'aglio per circa 3 minuti. Mescolare i pomodori, le olive, il peperoncino in polvere e il vino bianco e portare a ebollizione. Abbassare la fiamma e lasciare sobbollire per 5 minuti. Mettere la tilapia in una pirofila, versarvi sopra la salsa e cuocere in forno per 10-15 minuti. Servire guarnito con basilico.

**Nutrizione**: Calorie: 281 Grassi: 15,0 g Proteine: 23,0 g Carboidrati: 7,2 g Carboidrati netti: 6,0 g Fibra: 1,2 g

## 43. Filetti di salmone con broccoli

Tempo di preparazione: 10 minuti

Tempo di cottura: 30 minuti

Porzioni: 4

**Ingredienti:**

- 4 filetti di salmone
- Sale e pepe nero qb
- 2 cucchiai di maionese
- 2 cucchiai di semi di finocchio schiacciati
- ½ broccolo a testa tagliato a cimette
- 1 peperone rosso affettato
- 1 cucchiaio di olio d'oliva
- 2 spicchi di limone

**Indicazioni:**

1. Spennellare il salmone con la maionese e condire con sale e pepe nero. Cospargere con i semi di finocchio, metterli in una teglia rivestita e infornare per 15 minuti a 190°C. Cuocere i broccoli e la carota per 3-4 minuti, o finché non sono teneri, in una pentola a fuoco medio.

2. Scaldare l'olio d'oliva in una casseruola e rosolare il peperone rosso per 5 minuti. Incorporare i broccoli e spegnere il fuoco. Lasciar riposare la padella sul fornello caldo per 2-3 minuti. Servire con salmone al forno guarnito con spicchi di limone.

**Nutrizione:** Calorie: 564 Grassi: 36,8 g Proteine: 53,9 g Carboidrati: 8,3 g Carboidrati netti: 5,9 g Fibre: 2,4 g

## 44.  Salmone al limone e prezzemolo

Tempo di preparazione: 10 minuti

Tempo di cottura: 20 minuti

Porzioni: 4

**Ingredienti:**

- 4 filetti di salmone
- ½ tazza di panna
- 1 cucchiaio di maionese
- ½ cucchiaio di prezzemolo tritato
- ½ limone, scorza e spremuta
- Sale e pepe nero per condire
- 1 cucchiaio di parmigiano grattugiato

**Indicazioni:**

1. In una ciotola, mescolare la panna, il prezzemolo, la maionese, la scorza di limone, il succo di limone, il sale e il pepe e mettere da parte. Condire il pesce con sale e pepe nero, spruzzare il succo di limone su entrambi i lati del pesce e disporli in una teglia rivestita di carta forno. Spalmare il composto di prezzemolo e cospargere di parmigiano. Cuocere in forno per 15 minuti a 200°C. Ottimo servito con broccoli al vapore.

**Nutrizione**: Calorie: 555 Grassi: 30,3 g Proteine: 56,1 g Carboidrati: 2,2 g Carboidrati netti: 2,1 g Fibre: 0,1 g

# RICETTE DI INSALATE

## 45. Insalata di cetrioli e feta

Tempo di preparazione: 10 minuti

Tempo di cottura: 0 minuti

Porzioni: 5

**Ingredienti:**

- 2 cetrioli medio-grandi
- ½ tazza di cipolle rosse affettate sottilmente
- 113 g di formaggio feta sbriciolato
- Sale e pepe a piacere
- Condimento:
- ¼ di tazza di olio extravergine di oliva
- 1 cucchiaio di aceto di vino rosso
- 1 cucchiaio di dolcificante in stile pasticcere Swerve
- ½ cucchiaino di origano macinato essiccato

**Indicazioni:**

1. Sbucciare i cetrioli a piacere e tagliarli a metà nel senso della lunghezza, quindi affettarli.
2. In una ciotola di medie dimensioni, condire i cetrioli con le cipolle. Aggiungere la feta e mescolare delicatamente per unire.
3. Preparare il condimento: mettere tutti gli ingredienti in una piccola ciotola e frustare per amalgamare.

4. Servire subito o mettere in frigorifero a raffreddare prima di servire. Per servire, condire delicatamente l'insalata con il condimento e con sale e pepe.

**Nutrizione:** Calorie: 172 Grassi: 15,2 g Proteine: 4,5 g Carboidrati: 6,5 g Carboidrati netti: 3,7 g Fibre: 2,8 g

# 46. <u>Insalata di pasta di carciofi e avocado</u>

Tempo di preparazione: 15 minuti

Tempo di cottura: 30 minuti

Porzioni: 10 porzioni

**Ingredienti:**

- Due tazze di pasta a spirale (cruda)
- ¼ di tazza di formaggio Romano grattugiato
- 1 lattina (390g) di cuori di carciofi tritati grossolanamente e ben scolati
- 1 avocado di media grandezza, maturo, a cubetti
- 2 pomodori datterini tritati grossolanamente
- Per il condimento:
- 1 cucchiaio di coriandolo fresco tritato
- 2 cucchiai di succo di lime
- ¼ di tazza di olio di canola
- 1 ½ cucchiaino di scorza di lime grattugiata
- ½ cucchiaino ciascuno di:
- Pepe appena macinato
- Sale kosher

**Indicazioni:**

1. Seguire le indicazioni riportate sulla confezione per la cottura della pasta. Scolarla bene e risciacquarla con acqua fredda.

2. Quindi, prendere una ciotola grande e in essa aggiungere la pasta insieme ai pomodori, ai cuori di carciofi, al formaggio e all'avocado. Combinarli bene. Quindi, prendere un'altra ciotola e aggiungere tutti gli ingredienti del condimento. Sbatterle insieme e, una volta amalgamate, aggiungere il condimento sulla pasta.

3. Gettare delicatamente la miscela per ricoprire tutto in modo uniforme nel condimento e poi conservare in frigorifero.

**Nutrizione:** Calorie: 188 Proteine: 6 g Grassi: 10 g Carboidrati: 21 g Fibre: 2 g

# DOLCE

## 47. Torta di fragole

Tempo di preparazione: 10 minuti

Tempo di cottura: 40 minuti

Porzioni: 12

**Ingredienti:**

- 450g scatola per dolci
- 550g ananas schiacciato
- 2½ tazze di fragole congelate, scongelate e affettate

**Indicazioni:**

1. Aggiungere le fragole nella pentola e distribuirle in modo uniforme.
2. Mescolare insieme la miscela per dolci e l'ananas schiacciato e versare sopra le fragole a fette distribuendo uniformemente.
3. Coprire l'aura della pentola a pressione con il coperchio.
4. Selezionare la modalità "Bake" e impostare la temperatura su 200°C e il tempo su 40 minuti.
5. Servire e gustare.

**Nutrizione:** Calorie 175 Grassi 2,3 Carboidrati: 5 Zucchero: 3

## 48. **Mele e cannella**

Tempo di preparazione: 10 minuti

Tempo di cottura: 30 minuti

Porzioni: 6

**Ingredienti:**

- 4 mele affettate
- ½ cucchiaino cannella
- 1 cucchiaio burro sciolto

**Indicazioni:**

1. Mescolare le mele a fette con burro e cannella e metterle nella pentola.
2. Coprire l'aura della pentola a pressione con il coperchio.
3. Selezionare la modalità "Bake" e impostare la temperatura a 200°C e il tempo su 30 minuti.
4. Servire e gustare.

**Nutrizione:** Calorie 95, Grassi 2, Carboidrati 2, Proteine 1

# 49. Pesche cotte

Tempo di preparazione: 10 minuti

Tempo di cottura: 10 minuti

Porzioni: 6

**Ingredienti:**

- 3 pesche mature tagliarle a metà e rimuovere il nocciolo
- ¼ cucchiaino cannella
- 2 cucchiai zucchero di canna
- 1 cucchiaio burro

**Indicazioni:**

1. Mescolare burro, zucchero di canna e cannella e metterli al centro di ogni pezzo di pesca.
2. Mettere le pesche nella pentola.
3. Coprire l'aura della pentola a pressione con il coperchio.
4. Selezionare la modalità "Bake" e impostare la temperatura a 200°C e il tempo su 10 minuti.
5. Servire e gustare.

**Nutrizione**: Calorie 158 Grassi 12 Carboidrati 4 Proteine 11

# 50.  Crespelle di pesche

Tempo di preparazione: 10 minuti

Tempo di cottura: 45 minuti

Porzioni: 8

**Ingredienti:**

- 8 tazze possono pesche affettate
- ½ tazza di burro a cubetti
- ½ tazza di zucchero di canna
- ½ tazza di farina per tutti gli usi
- 1½ tazze di fiocchi d'avena
- 2 cucchiai amido di mais
- ½ tazza di zucchero

**Indicazioni:**

1. Aggiungere le pesche, l'amido di mais e lo zucchero nella pentola e mescolare bene.
2. Mescolare burro, zucchero di canna, farina e avena e cospargere con le pesche.
3. Coprire l'aura della pentola a pressione con il coperchio.
4. Selezionare la modalità "Bake" e impostare la temperatura a 180°C e il tempo su 30-45 minuti.
5. Servire con gelato.

**Nutrizione**: Calorie 478 Grassi 12 Carboidrati 3,7 Proteine 3

Lightning Source UK Ltd.
Milton Keynes UK
UKHW020714270521
384463UK00001B/32